BEI GRIN MACHT SICH IHR WISSEN BEZAHLT

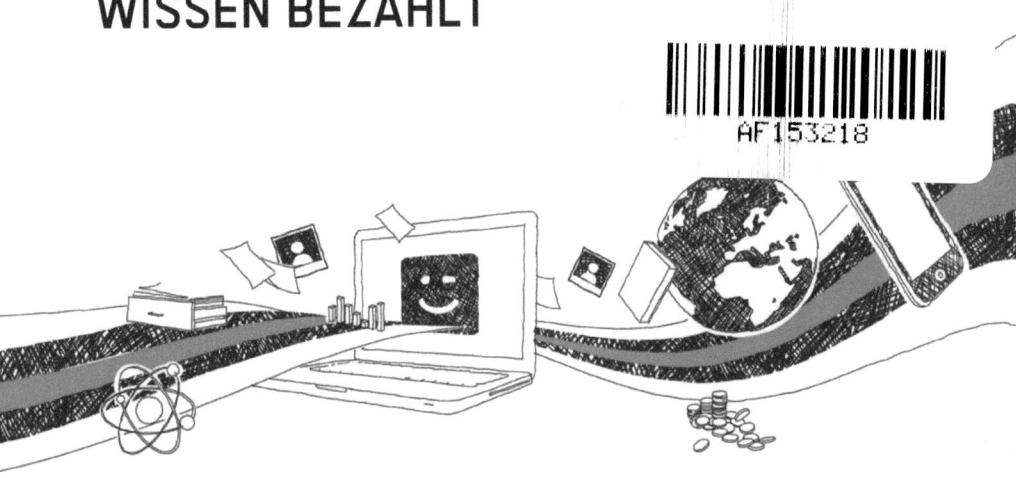
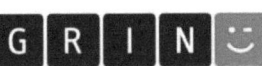

Effekte des Krafttrainings bei Beschwerden im unteren Rücken

Kristina Stauberg

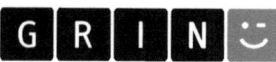

Bibliografische Information der Deutschen Nationalbibliothek:

Die Deutsche Nationalbibliothek verzeichnet diese Publikation in der Deutschen Nationalbibliografie; detaillierte bibliografische Daten sind im Internet über http://dnb.d-nb.de abrufbar.

ISBN: 9783346829504
Dieses Buch ist auch als E-Book erhältlich.

Deutsche Hochschule für
Prävention und Gesundheitsmanagement
Hermann Neuberger Sportschule 3
66123 Saarbrücken

Einsendeaufgabe

Fachmodul:	Trainingslehre I
Studiengang:	Gesundheitsmanagement
Datum Präsenzphase:	19.06.-22.06.2017
Name, Vorname:	Stauberg, Kristina
Studienort:	**Köln**
Semester:	**Wintersemester 2016**

Inhaltsverzeichnis

1 Diagnose

1.1 Allgemeine und biometrische Daten

Tab. 1 Diagnosedaten der Erstanamnese

Allgemeine biometrische Daten	
Alter:	27 Jahre
Geschlecht:	Männlich
Gewicht:	81 kg
Größe:	1,83 m
Aktueller BMI:	24,19
Trainingsmotivation:	Muskelaufbau, Kraftsteigerung und Reduktion des Körperfettanteils
Berufliche Tätigkeit	Sachbearbeiter bei einer Versicherung
Aktuelle sportliche Aktivität/ Trainingsumfang:	Sporadisch Krafttraining im Fitnessstudio Ca. 1- 1 ½ Stunden (1-2 mal die Woche)
Leistungsstufe:	ausreichende Erfahrung im Kraftsport
Frühere sportliche Aktivität/ Trainingsumfang:	Fußball spielen in einer Mannschaft von 2000-2016 , A-Kreisklasse Jede Woche 2 Trainingseinheiten + 1 Spiel
Aktueller Körperfettanteil in %:	22,3%
Zeitlicher Verfügungszeitrahmen:	Jeden Montag, Mittwoch und Freitag ab 17:00, 2 Stunden Zeit für Trainingseinheiten
Aktueller Blutdruck:	125/90 mmHg
Ruhepuls:	65 Schläge pro Minute
Normwerte Ruhepuls:	20-39 Jahren bei 73 Schläge pro Minute
Orthopädische Einschränkungen:	Keine
Derzeitige ärztliche Behandlungen:	Keine
Einnahme von Medikamenten:	Keine
Internistische Einschränkungen:	Keine
Belastbarkeit:	Der Proband ist belastbar, da er erst 27 Jahre ist und keine gesundheitlichen Einschränkungen hat.
Trainierbarkeit:	Der Proband ist trainierbar, da er in der Vergangenheit sportliche Aktivitäten betrieben hat und zum aktuellen Zeitpunkt sporadisch in einem Fitnessstudio trainiert.

Im Rahmen der Anamnese wurde der Blutdruck mit einem elektrischen Messgerät erfasst. Die Wertung des Blutdrucks erfolgt mittels folgender Klassifikation.

Wertung	Systolischer Blutdruck	Diastolischer Blutdruck
Normblutdruck (Normotonie)		
optimal	unter 120 mmHg	unter 80 mmHg
normal	unter 130 mmHg	unter 85 mmHg
hochnormal	130-139 mmHg	85-89 mmHg
Bluthochdruck (arterielle Hypertonie)		
Stufe 1	140-159 mmHg	90-99 mmHg
Stufe 2	160-179 mmHg	100-109 mmHg
Stufe 3	> 180 mmHg	> 110 mmHg

Abbildung 1: Blutdruckklassifikation der American Heart Association

Der Wert, mit der schlechteren Zuordnung, ist der aussagekräftigste Wert für die richtige Einstufung des Blutdrucks. Der systolische Blutdruck ist hier im „normalen" Bereich und der diastolische Blutdruck im „hochnormalen" Bereich. Somit lässt sich der Blutdruck von 125/90 mmHg, im Hinblick auf das Risiko an einer Herz-Kreislauf-Erkrankung zu erleiden, als „hochnormaler" Blutdruck" einstufen.

Der BMI des Probanden wird so berechnet, indem man das Gewicht durch die ins Quadrat erhobene Körpergröße dividiert. Dabei ist zu beachten, dass das Gewicht in Kilogramm und die Größe in Meter angegeben wird. Zum Beispiel: 81 kg : (1,83 m x 1,8 3m) =24,19. Mit dem Wert 24,19 befindet sich der Proband nach der internationalen Klassifikation der Einordnung der Weltgesundheitsorganisation (WHO) in dem Bereich „Normal range".

Classification	BMI(kg/m²)	
	Principal cut-off points	Additional cut-off points
Underweight	<18.50	<18.50
Severe thinness	<16.00	<16.00
Moderate thinness	16.00 – 16.99	16.00 – 16.99
Mild thinness	17.00 – 18.49	17.00 – 18.49
Normal range	18.50 – 24.99	18.50 – 22.99 / 23.00 – 24.99
Overweight	≥25.00	≥25.00
Pre-obese	25.00 – 29.99	25.00 – 27.49 / 27.50 – 29.99
Obese	≥30.00	≥30.00
Obese class I	30.00 – 34.99	30.00 – 32.49 / 32.50 – 34.99
Obese class II	35.00 – 39.99	35.00 – 37.49 / 37.50 – 39.99
Obese class III	≥40.00	≥40.00

Source: Adapted from WHO, 1995, WHO, 2000 and WHO 2004.

Abbildung 2: Die internationale Klassifizierung des Body- Mass- Index nach WHO

entnommen aus der Klassifikation der World Health Organization

Zusätzlich zum BMI wurde der Körperfettanteil von 22,3 % des Probanden ermittelt
Die Normwerte hängen vom Geschlecht, Alter und Körperbau ab. Der Wert von 22,3 %
ist den Forschungsergebnissen von HD McCarthy et al, veröffentlicht im International
Journal of Obesity, Vol. 30, 2006, und von Gallagher et al., veröffentlicht im American
Journal of Clinical Nutrition, Vol. 72, Sept. 2000, die von Omron Healthcare in vier
Stufen eingeteilt ist, im „hohen" Bereich.

Geschlecht	Alter	– (Niedrig)	0 (Normal)	+ (Hoch)	++ (Sehr hoch)
Weiblich	6	< 13,8%	13,8 - 24,9%	25,0 - 27,0%	≥ 27,1%
	7	< 14,4%	14,4 - 27,0%	27,1 - 29,6%	≥ 29,7%
	8	< 15,1%	15,1 - 29,1%	29,2 - 31,9%	≥ 32,0%
	9	< 15,8%	15,8 - 30,8%	30,9 - 33,8%	≥ 33,9%
	10	< 16,1%	16,1 - 32,2%	32,3 - 35,2%	≥ 35,3%
	11	< 16,3%	16,3 - 33,1%	33,2 - 36,0%	≥ 36,1%
	12	< 16,4%	16,4 - 33,5%	33,6 - 36,3%	≥ 36,4%
	13	< 16,4%	16,4 - 33,8%	33,9 - 36,5%	≥ 36,6%
	14	< 16,3%	16,3 - 34,0%	34,1 - 36,7%	≥ 36,8%
	15	< 16,1%	16,1 - 34,2%	34,3 - 36,9%	≥ 37,0%
	16	< 15,8%	15,8 - 34,5%	34,6 - 37,1%	≥ 37,2%
	17	< 15,4%	15,4 - 34,7%	34,8 - 37,3%	≥ 37,4%
	18 - 39	< 21,0%	21,0 - 32,9%	33,0 - 38,9%	≥ 39,0%
	40 - 59	< 23,0%	23,0 - 33,9%	34,0 - 39,9%	≥ 40,0%
	60 - 80	< 24,0%	24,0 - 35,9%	36,0 - 41,9%	≥ 42,0%
Männlich	6	< 11,8%	11,8 - 21,7%	21,8 - 23,7%	≥ 23,8%
	7	< 12,1%	12,1 - 23,2%	23,3 - 25,5%	≥ 25,6%
	8	< 12,4%	12,4 - 24,8%	24,9 - 27,7%	≥ 27,8%
	9	< 12,6%	12,6 - 26,5%	26,6 - 30,0%	≥ 30,1%
	10	< 12,8%	12,8 - 27,9%	28,0 - 31,8%	≥ 31,9%
	11	< 12,6%	12,6 - 28,5%	28,6 - 32,6%	≥ 32,7%
	12	< 12,3%	12,3 - 28,2%	28,3 - 32,4%	≥ 32,5%
	13	< 11,6%	11,6 - 27,5%	27,6 - 31,3%	≥ 31,4%
	14	< 11,1%	11,1 - 26,4%	26,5 - 30,0%	≥ 30,1%
	15	< 10,8%	10,8 - 25,4%	25,5 - 28,7%	≥ 28,8%
	16	< 10,4%	10,4 - 24,7%	24,8 - 27,7%	≥ 27,8%
	17	< 10,1%	10,1 - 24,2%	24,3 - 26,8%	≥ 26,9%
	18 - 39	< 8,0%	8,0 - 19,9%	20,0 - 24,9%	≥ 25,0%
	40 - 59	< 11,0%	11,0 - 21,9%	22,0 - 27,9%	≥ 28,0%
	60 - 80	< 13,0%	13,0 - 24,9%	25,0 - 29,9%	≥ 30,0%

Abbildung 3: Interpretation der Ergebnisse für den Körperfettanteil (in %)

1.2 Krafttestung

Begründung des Testverfahrens hinsichtlich der Leistungsstufe des Kunden

Die Intensitätsbestimmung über das subjektive Empfinden, der, Maximalkraft- und
Mehrwiederholungskrafttest, stehen hier zur Auswahl und dienen zur Schätzung der
Leistungsstufe. Der 1-RM-Test (Maximalkrafttest) wird ausgeschlossen, da der Proband
lediglich eine ausreichende Erfahrung im Krafttraining besitzt. Aus diesem Grund wird
der Krafttest mit seiner hohen mechanischen Belastung für den Probanden schwer
durchzusetzen sein. Genauso wird auch die Intensitätsbestimmung anhand des subjektiven Empfindens ausgeschlossen, da die Belastung subjektiv schwer einzuschätzen ist

und die Gefahr einer Über- oder Unterforderung zu hoch ansteigen könnte. Experten sind sich sicher, dass nicht die Maximalkraft, sondern eine bestimmte Anzahl an Wiederholungen und ihre einhergehende Belastung der Muskulatur, die Grundlage für die bestimmende Belastungsdosierung ist (Marschall & Fröhlich, 1999, S. 311). Somit wird zur Bestimmung der Kraftleistung des Probanden der Mehrwiederholungskrafttest gewählt. Bei diesem Krafttest wird das maximal zu bewältigende Gewicht mit einer bestimmten Wiederholungszahl untersucht. Die Kraft des Probanden kann dadurch konkret getestet werden, da bei dieser Methode im Vergleich zu den zwei anderen weniger Beeinträchtigungen vorkommen können. Nach Eifler (2016, S. 124) gilt es mit einem Mehrwiederholungskrafttest herauszufinden, welches Maximalgewicht der Proband bewältigen kann. Das Trainingsgewicht wird bei diesem Verfahren im Vorfeld durch die Wiederholungszahlen definiert. Zudem dient der X-RM-Test einem angemessenen Einstieg in den Bewegungsablauf. Der Fokus liegt vor allem darauf die Bewegungsausführung einer Übung zu erlernen und nicht direkt wie es bei einem 1-RM-Test üblich ist, eine Übung mit einer hohen Kraftintensität und minimalen Wiederholungen zu bewältigen. Es werden maximal 3 Sätze pro Übung angesetzt. Das Gewicht wird pro Satz so hoch gesteigert, dass eine maximale Belastung der Muskulatur zustande kommt. Pro Satz werden 20 Wiederholungen für den Test festgelegt. Stellt man fest, dass der Proband die 20 Wiederholungen mit einem geringen Kraftaufwand bewältigt, wird das Gewicht um 5 %, 10 % oder 25 % gesteigert (Eifler, 2016, S. 124). Es gibt variierte Übungen mit jeweils drei Sätzen, um die größten Muskelpartien des Körpers einstufen zu können.

Leistungs-stufe	Zeitstufe (Monate)	Orga.-form	Einheiten/ Woche	Übungen/ Muskel	Sätze/ Übung	Intensität in % ILB
Orientierungs-stufe	0-1,5	GK	2	1-2	1-2	gering
Beginner	1,5-6	GK	2	1-2	1-2	50-70
Geübter	6-12	GK	2-3	1-2	2	60-80
Fortgeschrittener	> 12	GK/ Split	3-4	1-3	2-3	70-90
Leistungs-trainierender	> 36	GK/ Split	3-6	1-4	2-4	80-100

GK = Ganzkörpertraining
Split = Split-Training

Abbildung 4: Leistungsorientiertes Krafttraining nach dem subjektiven Belastungsempfinden (modifiziert nach Bredenkamp & Hamm, 2001, S. 169)

1.2.1 Testablauf

Der Krafttest wird an einem Montag um 17:00, dem frühestmöglichen Verfügungszeit-raum des Probanden durchgeführt, da dieser angegeben hat, dass er zukünftig montags, mittwochs und freitags ab 17:00 Uhr trainieren möchte. Aus diesem Grund ist es ratsam diesen Test unter ähnlichen Gegebenheiten durchzuführen und somit annähernd gleiche Bedingungen für das zukünftige Training zu schaffen. Bevor der Proband den Test star-tet, wird um mögliche Verletzungen vorzubeugen, ein Aufwärmprogramm absolviert, welches zum Beispiel auf dem Fahrrad sitzend, etwa 5- 10 Minuten lang , in einem für den Probanden, subjektiv angenehmen Tempo erfolgt. Nach Beendigung des Aufwär-mens ist es wichtig, dass der Proband sich von Beginn an eine richtige Bewegungsge-schwindigkeit von 2/0/2 aneignet und zukünftig danach trainiert. Für den Probanden bedeutet es, dass er für zwei Sekunden eine exzentrische Bewegung ausführt und an-schließend ohne statische Haltung zwei Sekunden in eine konzentrische Bewegung geht (Eifler, 2016, S. 246). Nach Tidow (1999) soll der Muskel ein Mittelweg zwischen ho-her Spannung und langer Spannungsdauer haben. Dabei ist das Ziel, dass die letzte Wiederholung mit der letzten Kraft ausgeführt wird. Das Training startet mit einem Kraftausdauertraining, welches laut ILB-Methode eine Wiederholungsanzahl zwischen 15- 30 empfiehlt (Eifler, 2016, S. 161). Die Übungsauswahl entspricht dem späteren Trainingsplan und sollten von den großen hin zu den kleineren Muskelgruppen ausge-führt werden. Ebenso sollte von mehrgelenkigen zu eingelenkigen Muskeln und von leichten zur schweren Übungen gewechselt werden. Der Proband sollten anfangs be-kannten Übungen und anschließend unbekannten Übungen durchführen (Eifler, 2016, S. 211). Durch drei Sätze pro Übung wird das Maximalgewicht des Probanden ermittelt. Nach jedem vollendeten Satz soll eine dreiminütige Pause gemacht werden, damit sich die beanspruchte Muskulatur des Probanden ausreichend erholt. Über- oder Unterschrei-tet der Proband die ihm zuvor festgelegte Wiederholungszahl oder kann die Übung nicht mehr technisch ordentlich durchführen, ergibt sich automatisch sein Maximalgewicht Willimczik, K. Daugs, R. & Olivier, N. (1991)

Testdurchführung

Die erste Übung für den Probanden ist die Beinpresse horizontal sitzend. Er schaffte in seinem ersten Satz 50 kg in 20 Wiederholungen. Im zweiten Satz erzielte er 73 kg in 16 Wiederholungen. In seinem dritten Testsatz gelangen dem Proband 89 kg in 15 Wiederholungen. Somit ist das Ergebnis 89 kg. Die zweite Übung ist der Beinbeuger. Hier erreicht der Proband im ersten Satz 15 kg mit 20 Wiederholungen. Im zweiten Satz schaffte er 22 kg in 16 Wiederholungen und im dritten Satz gelangen ihm 30 kg mit 15 Wiederholungen. Folglich ist das Ergebnis dem Beinbeuger 30 kg. Daraufhin trainierte der Proband an der Brustpresse, sitzend, mit Brustlehne. Im ersten Satz gelangen ihm 20 Wiederholungen mit 35 kg. Im zweiten Satz schaffte er 50 kg in 17 Wiederholungen und im dritten Satz beendete der Proband die Übung nach 15 Wiederholungen mit 65 kg. Das Ergebnis bei der Brustpresse sitzend sind 65 kg. Die vierte Übung ist die Rückenstreckmaschine. Hier hatte der Proband 40 kg in 20 Wiederholungen geschafft. Im zweiten Satz schaffte er 45 kg in 15 Wiederholungen und im dritten Testsatz beendete der Proband nach 10 Wiederholungen mit 52 kg. Das Ergebnis ist 52 kg. Beim Latzug vertikal zum Nacken hatte der Proband im ersten Satz 30 kg in 20 Wiederholungen bewältigt. Im zweiten Satz gelangen ihm 35 kg in 15 Wiederholungen. Im dritten Satz hatte er 42 kg in 14 Wiederholungen erzielt. Das Ergebnis bei dem Latzug vertikal zum Nacken ist 42 kg. Die sechste Übung ist die Bauchmaschine. Hier benötigte der Proband im ersten Satz 20 Wiederholungen mit 19 kg. Im zweiten Satz stieg er auf 20 kg mit 17 Wiederholungen und im letzten Satz gelang es ihm, 10 Wiederholungen mit 30 kg zu schaffen. Das Ergebnis bei der Bauchmaschine ist 30 kg.

Tab. 2: Testergebnisse des X-RM-Tests (eigene Darstellung).

	Gewicht in kg	Wdh.
1.Übung: Beinpresse, horizontal	1. Satz: 50 kg (56,18)	20 Wdh.
	3 Minuten Pause und Steigerung um: 25,84%	
	2. Satz: 73 kg (82,02%)	18 Wdh.
	3 Minuten Pause und Steigerung um: 17,98%	
	3.Satz: 89 kg (100%)	15 Wdh.
Gesamtergebnis:	89 kg	
2. Übung: Beinbeuger	1.Satz: 15 kg (50%)	20 Wdh.
	3 Minuten Pause und Seigerung um: 22,33%	
	2. Satz: 22 kg (73,33%)	18 Wdh.
	3 Minuten Pause und Steigerung um: 26, 67%	

Tab. 2: Testergebnisse des X-RM-Tests (eigene Darstellung).

	Gewicht in kg	Wdh.
2. Übung: Beinbeuger	3.Satz: 30 kg (100%)	15 Wdh.
Gesamterbenis:	30 kg	
3.Übung: Brustpresse, sitzend mit Brustlehen	1.Satz: 35 kg (53,85%)	20 Wdh.
	3 Minuten Pause und Steigerung um: 23,07%	
	2.Satz: 50 kg (76,92%)	17 Wdh.
	3 Minuten Pause und Steigerung um: 23,08%	
	3.Satz: 65 kg (100%)	15 Wdh.
Gesamtergebnis:	65 kg	
4.Übung: Rückenstrecker	1.Satz: 40 kg (76,92%)	20 Wdh.
	3 Minuten Pause und Steigerung um: 9,62%	
	2.Satz: 45 kg (86,54%)	20 Wdh.
	3 Minuten Pause und Steigerung um: 13,46%	
	3.Satz: 52 kg (100%)	15 Wdh.
Gesamtergebnis:	52 kg	
5. Übung: Latzug zum Nacken, sitzend	1.Satz: 30 kg (71,43%)	20 Wdh.
	3 Minuten Pause und Steigerung um: 9,52%	
	2.Satz: 34 kg (80,95%)	15 Wdh.
	3 Minuten Pause und Steigerung um: 19,05%	
	3.Satz: 42 kg (100%)	14 Wdh.
Gesamtergebnis:	42 kg	
6. Übung: Bauchmaschine	1.Satz: 19 kg (63,33%	20 Wdh.
	3 Minuten Pause und Steigerung um: 3,34%	
	2.Satz: 20 kg (66,67%)	17 Wdh.
	3 Minuten Pause und Steigerung um: 33,33%	
	3.Satz: 30 kg (100%)	10 Wdh.
Gesamtergebnis:	30 kg	

1.2.2 Schlussfolgerung

Durch unterschiedliche Rahmenbedingungen, wie das Alter, Geschlecht und der Leistungszustand des Probanden ist ein Norm- bzw. Referenzwertvergleich bezüglich des X-RM-Tests nicht möglich. Darüber hinaus kann der Testzeitpunkt abweichende Einwirkungen auf die Messung haben und somit auch das Endergebnis verfälschen. Dennoch ist der X-RM-Test für die Intestitätsbestimmung ist im Mesozyklus nützlich. Durch diesen Krafttestest wird der Anfangswerte des Probanden ermittelt, wodurch er gezielt seine Muskulatur aufbauen kann. Zudem wird bei dem Probanden nach Beendigung eines Mesozyklus erneut ein Krafttest, der Re- Test durchgeführt, um das ideale Gewicht für einen neuen Mesozyklus ermitteln zu können und um feststellen zu können, ob ein Kraftzuwachs stattgefunden hat. Die Abläufe bei diesem Re-Test sind identisch mit dem Eingangstest. Dieser Test ermöglicht einen exakten Leistungsvergleich. Zudem dient er auch als Motivator, damit der Proband sich verbessert und seine Ziele zeitnah erreicht. Durch das Führen eines Trainingsplanes bietet sich eine Möglichkeit, seine Leistungsentwicklung zu dokumentieren.

2 Zielsetzung/Prognose

Tab. 4: Biometrische und sportmotorische Ziele des Probanden

Ziel	Inhalt	Ausmaß	Zeit
Hypertrophie	Muskulatur aufbauen	4 kg Muskelmasse	6 Monate
Reduktion des Körperfettanteils	Senkung des Körperfettanteils	250- 500g Körperfett pro Woche	6 Wochen
Kraftsteigerung	Steigerung der Kraft	15- 20%	6 Monate

2.1 Begründung

In der Anamnese wurden die Ziele vom Probanden im Einzelnen durchgesprochen. Das erste Trainingsziel des Probanden ist die Hypertrophie. Der Proband wünscht sich einen deutlichen Muskelzuwachs von 4 kg. Dieses Ziel steht von Anfang an durchgehend im Mittelpunkt und sollte innerhalb sechs Monate zu erreichen sein. Zudem geht das Ziel mit einem auf den Probanden ausgerichteten Ernährungsplan einher. Da der Proband in der Vergangenheit im unregelmäßigen Zeitraum Kraftausdauertraining betrieben hat, ist ein schneller Einstieg in das Hypertrophietraining gewährleistet. Das zweite Ziel des

Probanden ist die Reduktion seines Körperfettanteils um 3 kg, welches in dem Zeitraum von sechs Wochen erfolgen sollte und ebenso durch einen Ernährungsplan unterstützt werden soll. Um dieses Ziel nachvollziehen zu können, wird eine Körperanalyse nach der bioelektrische Impedanzanalyse-Methode (kurz: BIA-Methode) bei dem Probanden durchgeführt, die den Körperfettanteil, die Muskelmasse, die großen Körperkompartimente, den Wasserhaushalt und die Körperzellmasse, misst (Tomczak, 2003, S. 34- 40). Gleichzeitig sollte das Ziel der Kraftsteigerung um 15- 20 % innerhalb sechs Monaten steigen und dadurch ein besseres Abschneiden im nächsten X-RM-Test erzielt werden. In diesem Bereich ist der Proband uneingeschränkt und belastbar.

3 Trainingsplanung Makrozyklus

Darstellung des Makrozyklus

Tab. 5: Lineare Periodisierung. Makrozyklus (eigene Darstellung).

	Mesozyklus I	Mesozyklus II	Mesozyklus III	Mesozyklus IV
Mesozyklusdauer	6 Wochen	6 Wochen	6 Wochen	6 Wochen
Trainingsmethodik	Kraftausdauertraining	Muskelaufbautraining (intensiv)	Muskelaufbautraining (extensiv)	Max. Muskelaufbautraining (extensiv)
Organisationsform	GK/ Circuit	GK/ Station	GK/ Circuit	GK/ Station
Wiederholungen	15-20	12-15	8-12	6-8
Einheiten/ Woche	2	2	3	3
Übungen/ Muskelgruppe	1-2	1-2	2	2
Sätze/Übung	1-2 Circuits	1-2	2 Circuits	2
Intensität	Borg- Skala 15- 16	Borg- Skala 15- 16	Borg- Skala 15- 16	Borg- Skala 15- 16
Satzpausen	------------	60 Sek.	------------	60 Sek.
Bewegungstempo	2-0-2	2-0-2	2-0-2	2-0-2

Begründung der Trainingsmethoden

Der Fokus des Zyklus liegt verstärkt auf dem Hypertrophietraining, um eine Zunahme der Muskulatur schnell zu erzielen und damit die Fettreduktion einzuleiten. Da der Proband in der Vergangenheit sporadisches Krafttraining betrieb, ist ein Hypertrophietraining ein guter Einstieg in die Kontinuität. Um dieses Ziel erreichen zu können, wird in dem 4. Mesozyklus ein Maximalmuskelaufbautraining stattfinden, wodurch eine Verbesserung der intramuskulären Koordination des Probanden geschult und gleichzeitig eine Kraftsteigerung erreicht wird.

Begründung der Belastungsparameter

In den ersten beiden Mesozyklen sind zwei Trainingseinheiten und in den letzten beiden Mesozyklen drei Trainingseinheiten pro Woche vorgesehen (Fröhlich, M. Schmidtbleicher, D. (2008)). Somit hat der Körper in dem gesamten Makrozyklus eine ausreichende Regenerationszeit, um einen effektiven Muskelaufbau zu gewährleisten. Nach circa einer Stunde Training kommt es im Körper zu einer katabolen Hormonausschüttung und somit zu erhöhte Cortisolproduktion, deshalb werden in den ersten beiden Mesozyklen nur 1- 2 Übungen und in den letzten beiden Mesozyklen 2 Übungen pro Muskelgruppe angesetzt. Demzufolge wird eine Über- oder Unterforderung vermieden. Die Intensität richtet sich nach der Borg- Skala und sollte bestenfalls zwischen 15 und 16 liegen und für den Probanden als anstrengend empfunden werden. Die Sätze und Wiederholungen variiert abhängig von der Trainingsmethode und der Einheit pro Woche. Diese Faktoren werden in unterschiedlichen Abständen im Mesozyklus erhöht, um so eine Leistungssteigerung zu erzielen. Das Bewegungstempo ist auf 2/0/2 angesetzt und bedeutet, dass der Proband zwei Sekunden eine exzentrische Bewegung ausführt und anschließend ohne statische Haltung zwei Sekunden in eine konzentrische Bewegung geht. Dieses Bewegungstempo ist ideal um in die Hypertrophie zu kommen. Zudem ist die Satzpause bei dem Muskelaufbautraining intensiv und dem maximalen Muskelaufbautraining extensiv auf 60 Sekunden angesetzt. Beide Trainingsmethoden finden in Ganzkörperübungen und an Stationen statt. Jedoch sind bei dem Kraftausdauertraining und dem Muskelaufbautraining extensiv, welche in Ganzkörperübungen und einem Circuit erfolgen, keine Pausen vorgesehen. Die Pausen wurden so gewählt, dass der Muskel sich nach einer hohen Belastung schnell wieder regenerieren kann. Je höher die Belastung sich auf den Muskel auswirkt, desto länger sollten die Pausen sein.

Begründung der Organisationsform

In den ersten beiden Mesozyklen absolviert der Proband 2 Trainingseinheiten pro Wochen, welche in Ganzkörperübungen in einem Circuit und in Ganzkörperübungen an Stationen vorgesehen sind. In den darauffolgenden Mesozyklen steigert es sich auf 3 Trainingseinheiten pro Woche, die ebenfalls in Ganzkörperübungen in einem Circuit und in Ganzkörper an Stationen erfolgen sollen. Das Ziel dabei ist es, dass alle Hauptmuskelgruppen gleichermaßen trainiert werden und folglich ein stetiger und einheitlicher Muskelaufbau im Körper erfolgt. Da der Proband ein leistungsambitionierter Freizeitsportler ist und maximal drei Trainingseinheiten pro Woche absolviert kann, wird das Ganzkörpertraining als Organisationsform die beste Wahl für den Probanden sein.

Ein Spilttrainig wird nicht gewählt, da es sein kann, dass eine Trainingseinheit aus zeitlichen Gründen durch den Probanden nicht stattfinden kann. Das Wegfallen einer Trainingseinheit wäre dafür ungünstig, da durch einen Ausfall die jeweilige Muskelgruppe nicht trainiert wird und das Ziel des Probanden nicht wie geplant eingehalten werden kann.

Begründung der Periodisierung im Hinblick auf die zeitliche Abfolge der anvisierten Anpassungseffekte

In dem ersten Mesozyklus absolviert der Proband eine Ganzkörperübung in einem Circuit mit 1- 2 Übungen pro Muskelgruppe. Die Wiederholungszahl liegt bei 15- 20 pro Satz. Zudem sollte der Proband mit der Intensität zwischen 15 und 16 nach der Borg-Skala trainieren. Im zweiten Mesozyklus absolviert der Proband ein Ganzkörpertraining an Stationen, wobei er ebenfalls 1- 2 Muskelgruppen mit 12- 15 Wiederholungen pro Satz trainiert. Auch hier soll die Intensität zwischen 15 und 16 auf der Borg-Skala liegen. Mit zwei Übungen pro Muskelgruppe und einer Wiederholungszahl von 8- 12, führt der Proband im dritten Mesozyklus, ein Ganzkörpertraining in einem Circuit durch. Weiterhin soll der Proband in einer Intensität zwischen 15 und 16 auf der Borg-Skala, trainieren. Im letzten Mesozyklus trainiert der Proband in einem Ganzkörpertraining an Stationen mit 2 Übungen pro Muskelgruppe und einer Wiederholungszahl von 6- 8. Desgleichen soll der Proband in einer Intensität zwischen 15 und 16 nach der Borg- Skala trainieren.

4   Trainingsplanung Mesozyklus

Tab. 6: Mesozyklus der ersten Periode (eigene Darstellung).

Mesozyklus I: Kraftausdauertraining						
Zyklusdauer	1 Woche	2 Woche	3 Woche	4 Woche	5 Woche	6 Woche
Trainingsziel	Kraftausdauer training	Kraftausdauer training	Kraftausdauer training	Kraftausdauer training	Kraftausdauer training	Kraftausdauer training
Einheit/ Woche	2	2	2	2	2	2
Organisations- form	GK/ Circuit	GK/ Circuit	GK/ Circuit	GK/ Circuit	GK/ Circuit	GK/ Circuit
Übun- gen/Muskelgru ppe	1	1	1	2	2	2
Sätze/Übung	1 Circuits	1 Circuits	1 Circuits	1 Circuits	1 Circuits	1 Circuits
Wdh.	15	16	17	18	19	20
Intensität	Borg- Skala 15- 16	Borg- Skala 15- 16	Borg- Skala 15- 16	Borg- Skala 15- 16	Borg- Skala 15- 16	Borg- Skala 15- 16
Bewegungs- tempo	2-0-2	2-0-2	2-0-2	2-0-2	2-0-2	2-0-2

Tab. 7: Mesozyklus der ersten Periode (eigene Darstellung).

	1 Woche	2 Woche	3 Woche	4 Woche	5 Woche	6 Woche
Mesozyklus I: Kraftausdauertraining						
Satzpausen	-----------------	-----------------	-----------------	-----------------	-----------------	-----------------
Kraftübungen	1.Beinpresse horizontal, 2. Beinbeuger, 3.Brustpresse, sitzend mit Brustlehen, 4.Rückenstrecker, 5. Latzug zum Nacken, sitzend, 6.Bauchmaschine	1.Beinpresse horizontal, 2. Beinbeuger, 3.Brustpresse, sitzend mit Brustlehen, 4.Rückenstrecker, 5. Latzug zum Nacken, sitzend, 6.Bauchmaschine	1.Beinpresse horizontal, 2. Beinbeuger, 3.Brustpresse, sitzend mit Brustlehen, 4.Rückenstrecker, 5. Latzug zum Nacken, sitzend, 6.Bauchmaschine	1.Beinpresse horizontal, 2. Beinbeuger, 3.Brustpresse, sitzend mit Brustlehen, 4.Rückenstrecker, 5. Latzug zum Nacken, sitzend, 6.Bauchmaschine	1.Beinpresse horizontal, 2. Beinbeuger, 3.Brustpresse, sitzend mit Brustlehen, 4.Rückenstrecker, 5. Latzug zum Nacken, sitzend, 6.Bauchmaschine	1.Beinpresse horizontal, 2. Beinbeuger, 3.Brustpresse, sitzend mit Brustlehen, 4.Rückenstrecker, 5. Latzug zum Nacken, sitzend, 6.Bauchmaschine

Begründung der Übungsauswahl im Hinblick auf die Trainingsziele

Im Hinblick auf die Trainingsziele liegt der Schwerpunkt auf den geführten Maschinen. Sie haben den Vorteil, dass sie schnell erlernbar sind und die Übungsausführungen aufgrund der geführten Bewegungen und der geringen Übungsvarianz einfach und schnell zu erlernen sind. Die Tabelle zeigt die Trainingsplanung des ersten Mesozyklus des Probanden. Alle Belastungsparameter werden aus dem Makrozyklus übernommen und mit allen Krafttrainingsübungen kombiniert. Der Proband sollte sich durch ein Warm-Up psychisch, sowie physisch auf das Krafttraining vorbereiten. Man unterscheidet zwischen einem allgemeinen und speziellen Aufwärmen. Zum allgemeinen Aufwärmen zählen das Laufband, der Crosstrainer, das Fahrrad und der Stepper. Das allgemeine Aufwärmen des Probanden findet auf dem Fahrrad statt. Dadurch steigt die Körpertemperatur und die Herz-Kreislauf-Funktion verbessert sich. Durch die erhöhe Herzfrequenz, werden die Muskeln schneller mit Nährstoffen und Sauerstoff versorgt und somit eine Kontraktion der Muskeln gewährleistet. Das allgemeine Aufwärmen hat zudem den Vorteil, dass die Knorpel dabei die Synovialflüssigkeit produzieren und sich damit das Gerätetraining für den Probanden gelenkschonender gestaltet. Darauf folgt die spezielle Aufwärmung, bei der die Muskulatur vorbereitet und erwärmt wird. Da in diesem Mesozyklus der Fokus auf Ganzkörperübungen gelegt wird, empfiehlt es sich mehrgelenkige Übungen zu wählen, die im Zusammenhang mit mehr Muskelarbeit, trainiert werden können. Außerdem werden so die muskelschwachen Bereiche auf das Hypertrophietraining vorbereitet. Die Reihenfolge und Auswahl der verschiedenen Übungen kann sich nach dem Komplexitätsgrad, dem koordinativen Anspruch, dem Anteil an eingesetzter Muskelmasse oder nach Prioritäten richten. Die erste Übung im ersten Mesozyklus ist die Beinpresse, horizontal. Die beteiligten Gelenke bei dieser Übung sind zum einen das Kniegelenk und das Hüftgelenk. Bei dem Kniegelenk findet eine Extension statt. Der Agonist ist hierbei der M. quadriceps femoris und die Antagonisten M. biceps femoris, der M. semitendinosus, der M. semimembranosus, dienen der Flexion. Im Hüftgelenk findet ebenfalls eine Extension statt. Der Agonist ist der M. glutaeus maximus und die Antagonisten sind der M. iliopsoas und der M. rectus femoris, sie dienen der Flexion. Das Training an der Beinpresse sorgt für starke Beine. Oberschenkel und Po nehmen an Muskulatur zu und die Kniegelenke werden durch die Bänder und Muskulatur stabilisiert. Die Beinpresse ist gelenkschonender und dient als Vorbereitung auf die Kniebeuge. Die nächste Übung ist der Beinbeuger. Die Beine dürfen bei der Ausführung komplett durchgestreckt werden. Das beteiligte Gelenk ist hierbei das Kniegelenk. Dort findet eine Flexion statt. Der Agonist ist der M. biceps femoris, der M. semitendinosus, der M. semimembranosus, der M. satorius, der M. popliteus und der M. gastrocnemius. Die Antagonisten sind der M. quadriceps femoris und der M. tensor fasciae, sie dienen der Extension. Diese Übung sorgt für einen besseren Stand, durch den Aufbau der Beinmuskulatur und dient unter anderem als Vorbereitung auf Freihantelübungen. Die nächste Übung ist die Brustpresse, sitzend mit Brustlehne. Die beteiligten Gelenke bei dieser Übung sind zum einen das Schultergelenk und das Ellenbogengelenk. Bei dem Schultergelenk findet eine Retroversion und in dem Ellenbogengelenk eine Flexion statt. Die Agonisten im Schultergelenk sind hierbei der M. deltoideus, pars spinata, der triceps brachii, caput longum und der latissimus dorsi. Die Antagonisten M. deltoideus, pars clavicularis, der M. biceps brachii, der corabrachialis und der pectoralis major, dienen der Anterversion. Im Ellenbogengelenk findet eine Flexion statt. Der Agonist ist der M. biceps brachii, der M. brachialis und der brachioradialis und die Antagonisten M. triceps brachii und M. anconeus, dienen der Extension. Das Training an der Brustpresse sorgt für eine straffe Brust und die Entlastung von Schulter- und Ellenbogengelenken gegenüber dem Bankdrücken. Zusätzlich dient die Brustlehne als Stabilisierung des Rumpfbereichs. Als folgendes wird der Rückenstrecker, sitzend gewählt. Das beteiligte Gelenk bei dieser Übung ist die Wirbelsäule. Dabei findet eine Flexion statt. Die Agonisten sind hierbei der M. rectus abdominis, der M. obliquus externus abdominis und der M. obliquus inernus abdominis. Der Antagonist ist Mm. erector spinae und dient der Extension. Dabei wird hauptsächlich die Rücken-, aber auch die Bauchmuskulatur trainiert. Diese Übung stabilisiert und kräftig den Oberkörper. Die geführte Bewegung eignet sich besonders für Anfänger und dient als Vorbereitung für anspruchsvollere Übungen. Die nächste Übung ist der Latzug zum Nacken. Die beteiligten Gelenke bei dieser Übung sind zum einen das Schultergelenk und das Ellenbogengelenk. Bei dem Schultergelenk findet eine Abduktion und in dem Ellenbogengelenk eine

Flexion statt. Die Agonisten im Schultergelenk sind hierbei der M. deltoideus, pars acromialis, pars clavicularis und pars spinata und der M. supraspinatus. Die Antagonisten M. pectoralis majaor, der M. latissimus dorsi, der M. teres major, dienen der Adduktion. Im Ellenbogengelenk findet eine Flexion statt. Der Agonist ist der M. biceps brachii, der M. brachialis und der brachioradialis und die Antagonisten der M. triceps brachii, der M. anconeus, dienen der Extension. Diese Übung hat den Vorteil, dass das Verletzungsrisiko gegenüber Freihanteln minimiert wird und der breite Rückenmuskel außerdem isolierter stimuliert werden kann. Die letzte Übung ist die Bauchmaschine. Das beteiligte Gelenk bei dieser Übung ist die Wirbelsäule. Dabei findet eine Flexion statt. Die Agonisten sind hierbei der M. rectus abdominis, der M. obliquus externus abdominis und der M. obliquus inernus abdominis. Der Antagonist ist Mm. erector spinae und dient der Extension. Der Vorteil dieser Übung ist, dass die Körperhaltung, sowie der Rücken gestärkt werden. Beide Muskelgruppen sollten in einem Krafttraining nicht fehlen. Die Übung ist koordinativ anspruchsvoll und dient als Vorbereitung für aufwendigere Übungen.

5 Literaturrecherche

In der folgenden Tabelle werden zwei wissenschaftliche Studien zum Thema: „ Effekte des Krafttrainings bei Beschwerden im unteren Rücken („low back pain" bzw. „LWS-Syndrom") vorgestellt.

Tab. 8: Effekte des Krafttrainings bei Beschwerden im unteren Rücken

	Effekte des Krafttrainings bei Beschwerden im unteren Rücken („low back pain" bzw. „LWS-Syndrom")	Effekte des Krafttrainings bei Beschwerden im unteren Rücken („low back pain" bzw. „LWS-Syndrom")
Wer hat die Studie durchgeführt?	Die Studie fand in Kooperation mit der Abteilung Forschung und Entwicklung, Kieser Training AG und mit dem Institut für Sportwissenschaften der Johann Wolfgang Goethe- Universität Frankfurt/ Main statt.	Die Studie handelt von der Reduktion des subjektiven Schmerzempfindens. Die Studie fand in Kooperation mit der Forschungsabteilung Kieser Training, Köln und mit der Bergische Universität Wuppertal unter der Leitung von Goebel, S., Stephan, A., und Freiwald, J. statt.
In welchem Jahr wurde die Studie publiziert?	Die Studie „Effekte des maschinengestützten Krafttrainings in der Behandlung chronischen Rückenschmerzes" wurde von April-Oktober 2009 geführt und im März 2011 publiziert.	Die Studie „Krafttraining bei chronischen lumbalen Rückenschmerzen" wurde 2005 publiziert.

Tab. 9: Effekte des Krafttrainings bei Beschwerden im unteren Rücken

	Effekte des Krafttrainings bei Beschwerden im unteren	Effekte des Krafttrainings bei Beschwerden im unteren Rücken
Mit welchen Versuchspersonen wurde die Studie durchgeführt?	Es nahmen insgesamt 58 Probanden mit unterschiedlichen Gesundheitszuständen pro Testlaufgruppe in einem Zeitraum von 6 Monaten, teil.	Die Studie bestand aus zwölf Behandlungseinheiten, im Rahmen eines „MKT-Konzepts" (medizinische Kräftigungstherapie) und belief sich über ein Jahr. Die Kräftigungstherapie wurde an der MedX-Lumbar-Extension Therapiemaschine durchgeführt. Diese bestand aus einer isolierten Kräftigung der Lumbalextensoren bei chronischen Rückenschmerzen. Die Studie wurde mit 128 Probanden in Zusammenarbeit mit kooperierender Arzt- und Therapiepraxen durchgeführt.
Wie sah der Versuchsaufbau der Studie aus?	Die Kriterien waren, dass die Probanden seit mindestens 2 Jahren nicht weniger als 2 Schmerzschübe pro Jahr erleiden oder seit mehr als 12 Wochen Rückenschmerzen aufweisen, sowie eine ärztliche Unbedenklichkeitsbescheinigung zur selbstständigen Teilnahme am Krafttraining erhalten haben. Probanden mit Osteoporose, Instabilität des Herz-Kreislaufsystems, akute Verletzungen, postoperative Zustände oder Kundenstatus beim Testzentrum wurden nicht zugelassen. Am Anfang, nach 3 Monaten und nach 6 Monaten wurden Daten zu Schmerzempfinden, Maximalkraft und Beweglichkeit aufgezeichnet. Bei allen 45 Testzentren wurden die gleichen Trainingsnormative und Geräte verwendet, um eine Standardisierung zu ermöglichen. Die Trainingsgruppe hat 6 Monate lang in Form eines hypertrophischen Ganzkörpertrainings der großen Muskelgruppen, mit submaximalen 60% der Maximalkraft und mit einer individuellen Bewegungsamplitude im schmerzfreien Bereich 1,6-mal pro Woche trainiert. Die Kontrollgruppe bestand aus 16 Probanden, die in den ersten zwei Monaten nicht trainierte.	Um die Studie zu bewerten, sollten die Probanden einen Fragebogen zur „Erfassung des subjektiven Schmerzempfindens", einen zur „Erfassung quantitativer Schmerzsymptome" und einem Test „der Funktionskapazität der Rückenmuskulatur", beantworten. Die Kriterien für die Teilnahme waren, dass die Probanden mindestens 6 Monate chronische Rückenschmerzen oder mindestens zwei akute Lumbalgien pro Jahr mit der Folge eine einwöchige Arbeitsunfähigkeit im Zeitraum der letzten zwei Jahre erhalten. Nachdem die Probanden 12 Behandlungseinheiten in einem Jahr absolviert haben, wird ein zweites Mal der Test durchgeführt.
Welche relevanten Ergebnisse und Schlussfolgerungen lieferten die Studien?	Die Kontrollgruppe diente als Vergleich gegenüber der Trainingsgruppe. Die Studie konnte feststellen, dass von 58 Probanden der Trainingsgruppe, insgesamt 20 schmerzfrei wurden. In der Kontrollgruppe mit 16 Probanden, waren 6 Probanden vom Schmerz befreit. Während des Studienzeitraums war kein Proband, der jetzt schmerzfreie ist, in einer Behandlungstherapie. Bei beiden Gruppen sank das Schmerzempfinden. Jedoch war es in der Trainingsgruppe höher als bei der Kontrollgruppe. Zudem waren die Kraftwerte bei der Trainingsgruppe besser. Die Studie zeigt, dass ein selbstständiges Krafttraining, bei 1,6-mal pro Woche eine kraftsteigernde und schmerzlindernde Wirkung durch eine verbesserte, strukturelle und funktionelle Muskelqualität, bei einem Trainingsanfänger oder einer Person mit LWS-Syndrom positiv hervorruft. Die psychischen Hemmschwellen wie Angst und Schmerz wurden schneller überwunden und herabgesetzt.	Das Testergebnis belegt, dass die Rückenschmerzen der MKT-Gruppe und die von der Warteliste-Kontrollgruppe gesunken sind. Die MKT-Gruppe gibt an, verbesserte Ergebnisse des subjektiven Schmerzempfindens und eine verbesserte Funktionskapazität zu haben. Diese Studie beweist, dass das Krafttraining der Rückenmuskulatur die Kraftzunahme, die Beweglichkeit sowie die Schmerzlinderung fördert.

6 Literaturverzeichnis

Fröhlich, M. Schmidtbleicher, D. (2008). Trainingshäufigkeit im Krafttraining – ein metaanalytischer Zugang. *Deutsche Zeitschrift für Sportmedizin*, 59 (2), 4-12.

Forschungsabteilung Kieser Training (2005). Krafttraining bei chronischen lumbalen Rückenschmerzen. Ergebnisse einer Längsstudie, *Deutsche Zeitschrift für Sportmedizin*, 56 (11), 388-392 Zugriff am 01.01.2017 Verfügbar unter http://www.zeitschrift-sportmedizin.de/fileadmin/content/archiv2005/heft11/388-392.pdf

Forschungsabteilung, Kieser Training AG Institut für Sportwissenschaften der Johann Wolfgang Goethe - Universität Frankfurt/Main (2011). Effekte des maschinengestützten Krafttrainings in der Behandlung chronischen Rückenschmerzes. *Deutsche Zeitschrift für Sportmedizin*, 62 (3), 69-74 Zugriff am 01.07.2017 Verfügbar unter http://www.zeitschriftsportmedizin.de/fileadmin/content/archiv2011/heft03/pdf_3_2011/originalia_stephan_01.pdf

Marschall, F. & Fröhlich, M. (1999). Überprüfung des Zusammenhangs von Maximal-kraft und maximaler Wiederholungszahl bei reduzierten submaximalen Intensitäten. *Deutsche Zeitschrift für Sportmedizin*, 50 (10), 311-314.

Tidow, G. & Wiemann, K. (1993). Zur Interpretation und Veränderbarkeit von Kraft-Zeit-Kurven bei explosivballistischen Krafteinsätzen. *Deutsche Zeitschrift für Sportmedizin, 44 (1993)*, 3, S.92-103.

Willimczik, K., Daugs, R. & Olivier, N. (1991). Belastung und Beanspruchung als Ein-flussgrößen der Sportmotorik. In N. Olivier & R. Daugs (Hrsg.), *Sportliche Bewegung und Motorik unter Belastung* (S. 6-28).

7   Abbildungsverzeichnis

8   Tabellenverzeichnis

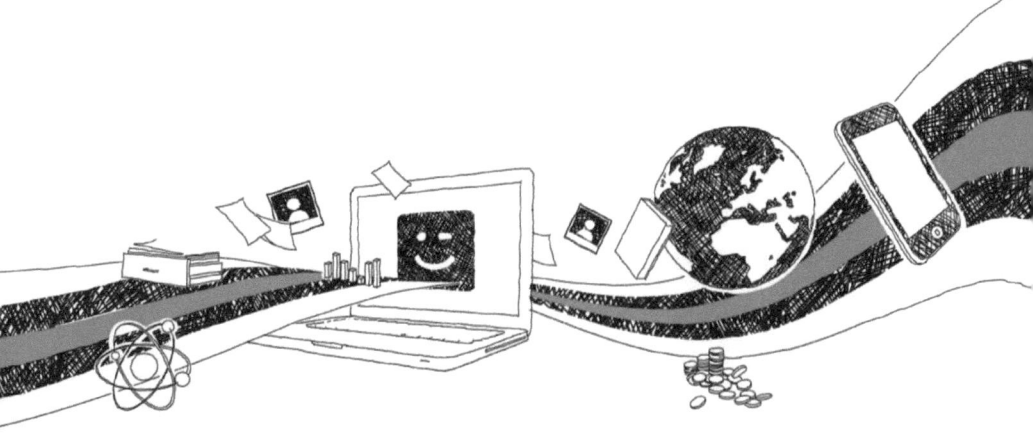
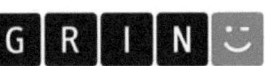